AF525855

© 2024 Dr. Bernd Kaufmann

Das Werk, einschließlich seiner Teile, ist urheberrechtlich geschützt. Jede Verwertung ist ohne Zustimmung des Verlages und des Autors unzulässig. Dies gilt insbesondere für die elektronische oder sonstige Vervielfältigung, Übersetzung, Verbreitung und öffentliche Zugänglichmachung.

Bibliografische Information der Deutschen Nationalbibliothek:
Die Deutsche Nationalbibliothek verzeichnet diese Publikation in der Deutschen Nationalbibliografie; detaillierte bibliografische Daten sind im Internet über http://dnb.d.-nb.de abrufbar.

Umschlaggestaltung und Grafiken: Biggi Fohrer

Herstellung und Verlag: BoD - Books on Demand, Norderstedt
ISBN: 978-3-7597-0491-7

Dr. Bernd Kaufmann

Mein Eintopf

Effektive, einfache und schmackhafte Ernährung nach der traditionellen chinesischen Medizin

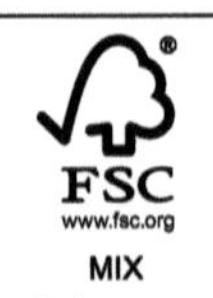
FSC
www.fsc.org
MIX
Papier aus verantwortungsvollen Quellen
Paper from responsible sources
FSC® C105338

Inhaltsverzeichnis

Vorwort

Als Hausarzt werde ich vielfach mit energetischen Schwächen von Patienten konfrontiert. Dies drückt sich oft aus mit dem Erleiden einer Erkrankung, die dem Körper Kraft entzieht. Im Kampf gegen eine Infektion, bei chronischen Schmerzen oder bei Krebs verliert der Körper viel von seiner Kraft. Auch emotionale Zustände sind manchmal mit einem hohen Kraftverlust verbunden. Die meisten Menschen haben es sicherlich schon einmal erlebt, dass sie sich, wenn sie eine schreckliche Nachricht erhalten haben, von einer Sekunde auf die andere kraftlos fühlten. Das alles sind bekannte Vorgänge.

Es geht hier um Energie. Bei kurzen Erkrankungen regeneriert sich der Körper schnell selbstständig. Bei allen chronischen Erkrankungen ist der Heilungsprozess langwieriger, und damit ist wesentlich der Energieaspekt zu berücksichtigen.

Wenn ich nun ein Buch über das Kochen von Eintöpfen schreibe, so hat dies den persönlichen Hintergrund, dass ich mich in meinem eigenen, manchmal recht anstrengenden Alltag gut ernähren will, um ausreichend Kraft zu haben diesen zu bestehen. Außerdem ist mir wichtig, dass ich für die Zubereitung der Mahlzeiten nicht viel Zeit investieren muss.

Wie es häufig im Leben ist, waren es bei mir auch besondere Umstände, die mich dahin geführt haben, mehr über die Aufnahme von Energie nachzudenken, die ja wesentlich in der Ernährung liegt. In einer Zeit von sehr hohem anstrengenden Arbeitspensum war neben körperlicher auch die psychische Destabiliserung durch eine Beziehungsproblematik Grund für eine zunehmende Kraftlosigkeit, Erschöpfung. Just in dieser Zeit nahm ich an einem Kurs über Ernährung nach der TCM teil. Eigentlich als abzuhakendes Seminar gedacht, waren mir die leidenschaftlichen

Ausführungen der Ernährungsberaterin einleuchtend. Ich merkte auf und begann tatsächlich, mir morgens einen Eintopf zu kochen. Ich war über die Maßen erstaunt über die erlebte Kräftigung und das Nachlassen von schweren Augen / Müdigkeit, mit der ich mich manchmal durch die Sprechstunde gequält hatte. Das hatte ich nicht erwartet.

Ich war begeistert und begann, mich mit diesem Thema der Ernährung zu beschäftigen. In der schulmedizinischen Ausbildung spielt die Frage der Ernährung so gut wie keine Rolle. Anders in der chinesischen Medizin. In der Behandlung von Krankheiten wird der Ernährung, und weiterführend der Phytotherapie, eine herausragende Rolle beigemessen.

In der damaligen Lebenssituation war ich alleine für meine Ernährung zuständig. Die Möglichkeit, in kurzer Zeit eine Mahlzeit mit einer hohen Wertigkeit zuzubereiten war genau das, was ich brauchte. Und hier fand ich es. In meinem Buch „Weg zum Heil" habe ich im Kapitel „Ernährung" diese Thematik schon im Überblick erläutert. Nun soll dieses Buch eine praktische Anleitung sein. Genau wie ich in meiner damaligen Lebenssituation sind auch viele andere Menschen alleine ohne häusliche Arbeitsteilung, in der eine Person sich wesentlich um die Ernährung (und den Haushalt) kümmert, während der andere Partner das Geld verdient. Auch in Familien müssen sich Menschen neben der Berufstätigkeit um die Ernährung kümmern. Es ist in jedem Fall wichtig, sich um eine gute Ernährung zu sorgen, bei der ein gesunder Körper mit einem guten Immunsystem leistungsfähig bleibt, Infektionen abwehren und wach und aufmerksam durch das Leben gehen kann. Mit diesem kleinen Büchlein möchte ich darauf hinweisen, dass es im Grunde gar nicht so schwer ist, effektiv, gesund, und auch noch preiswert und schnell zu kochen. Ich bin übrigens nicht der Typ, der lange in der Küche stehen möchte und Lust auf ausgefeilte Rezepte hat. Das hat sicherlich auch Charme, ist aber nicht für jeden geeignet und auch nicht zu jeder Zeit. Außerdem, und das halte ich fast für das Wichtigste, ich fühle mich mit „meiner Eintopf-Küche" gut, bin fit, und meistens schmeckt es mir sehr gut!!!!

Wenn ich also in diesem Buch über Eintöpfe schreibe, so ist dies die Art, wie ich nach den Regeln der TCM gelernt habe hauptsächlich meine Nahrung zuzubereiten. Natürlich gibt es einen fließenden Übergang zu mehr oder weniger gehaltvollen Suppen und ausgefeilten Gerichten. Die Superenergie in Kraftsuppen im eigentlichen Sinne tanke ich vorwiegend in der kalten Jahreszeit. Das Grundprinzip ist aber überall dasselbe.

Ich bin Hausarzt, Allgemeinmediziner. Das heißt, ich spanne den großen Bogen und habe die verschiedenen Facetten einer Erkrankung im Leben meiner Patienten im Blick. So jetzt auch beim Schreiben über den Eintopf. Es soll praktisch und verständlich zu lesen sein. Es werden Themen angerissen, die ich natürlich auch aus Quellen habe, die mit Ernährungsaspekten sehr differenziert umgehen. Darauf will und kann ich nicht eingehen. Die Hinweise auf die entsprechende Fachliteratur (siehe Bibliographie) geben dem Leser eine Möglichkeit, tiefer in die einzelne Thematik einzusteigen. Das relevante Resümee werde ich allerdings vorstellen.

Zentrales Thema dieses Buches ist das Kochen in nur einem Topf. Dabei geht es auch um die verschiedenen Aspekte der Ernährung, die ich im Verlauf des Buches auf verschiedenen Ebenen beleuchten werde.

Und noch eins: Sie als Leser werden spüren, wie weit Sie sich auf meine Empfehlungen einlassen können. In meiner hausärztlichen Tätigkeit habe ich erfahren, dass es immer sinnvoll ist, eine gewünschte Änderung langsam und nachhaltig zu gestalten. Eingefahrene Gleise sind halt nicht so schnell zu verlassen. Wenn der Leser allerdings merkt, dass ihm eine Ernährungsumstellung deutlichen Gewinn bringt, dann ist es für ihn nur plausibel, auch bei der neuen Ernährungsweise zu bleiben. Mein zentraler Appell an meine Patienten ist es, mit einem warmen Frühstück zu beginnen. Unser Leben soll in einer guten Balance, halt in seiner Mitte sein. Dass es immer wieder Situationen und Gelegenheiten gibt, auch mal über die Stränge zu schlagen, empfinde ich als normal. Sei es zum Beispiel mal mit der Lust auf Junk-food oder Alkohol. Ein Körper, der in sich gut gefestigt ist, kann auch manche Turbulenzen überstehen.

Allerdings hat diese Fähigkeit natürlich auch ihre Grenzen.

Ich denke aber auch, dass wir die Wirkung von Ernährung – auch in ihrer Wirkung und Unterstützung bei Krankheiten - eher unterschätzen. Ich habe einmal bei mir erlebt, dass ein Zahn zu pochern anfing. Ich hatte aber keine Lust, mich in zahnärztliche Behandlung zu begeben. Mit einer sehr konsequenten antientzündlichen Ernährung (siehe Anhang) gingen die Beschwerden wieder zurück. Der Zahnarzt hat mich nicht sehen müssen.

Mein Wunsch ist es, Menschen mit dieser kleinen Handreichung zu einem gesunden Leben mit einer einfachen, kostengünstigen und hochwertigen Ernährung zu verhelfen.

Krefeld, im Dezember 2023
Dr. Bernd Kaufmann

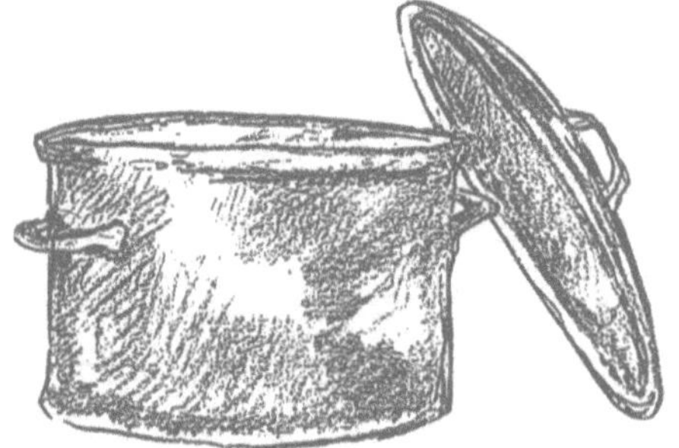

Etwas Theorie über die chinesische Medizin

Da ich auch TCM Therapeut bin und erfahren habe, wie in grundlegenden Aspekten einfach und genial die chinesische Systematik ist, möchte ich dem Leser ein paar Zusatzinformationen mitgeben, mit denen er durchaus auch selbst therapeutische Akzente setzen kann. So wie es in vorderer Linie wichtig ist, die Mitte zu stärken, so ist man doch auch in der Lage, mit der Wahl der Nährmittel, die in einzelnen Wandlungsphasen zugeordnet sind, auch Akzente zu setzen gegen das Schwitzen, für die Müdigkeit, für die innere Kälte usw. Im Kapitel Energetik werden die unterschiedlichen Sichtweisen der westlichen und der östlichen Systeme genauer beschrieben. Neben der Akupunktur haben Lebensmittel einen Einfluss auf Bewegungen im Körper, die zum Beispiel Schmerzen lindern oder aber auch verstärken können. Insofern ist die Beschreibung der Wandlungsphasen und der Agentien durchaus hilfreich, wenn ich mir überlegen will, welche Nährmittel mir in meiner jetzigen Situation helfen können (neben meiner Intuition, siehe unten).

Yin - Yang

Im Tao-Te-King (Laotse) entsteht aus der eins die zwei, das heißt die Polarität, Yin und Yang. Hierbei entspricht dies im Ursprung einem sonnenbeschienenen Berg. Die sonnenbeschienene Seite des Berges entspricht dem Yang (hell, klar), und die Schattenseite des Berges dem Yin (dunkel). Alle weiteren Polaritäten gehören in diese Kategorie (aktives-struktives, expansives-kontraktives, aggressives-responsives, in unserer Sprache: männlich-weiblich, hart, weich, usw.). Interessant ist hier vor allem, dass Yin und Yang sich auf eine Sache beziehen. Quasi wie zwei Seiten einer Medaille. Diese Polaritäten sind immer miteinander verknüpft. (9)

Die Wandlungsphasen

Zwischen den beiden Polen Yin und Yang gibt es eine dauernde Bewegung, von einem Ort zum anderen. Diese Bewegung ist rhythmisch und wird mithilfe der Wandlungsphasen dargestellt (Phasen, in der sich eine Energieart in die nächste wandelt). Die Bezeichnungen der Wandlungsphasen sind bildhaft, sowie die chinesische Sprache auch einen bildhaften Charakter hat.

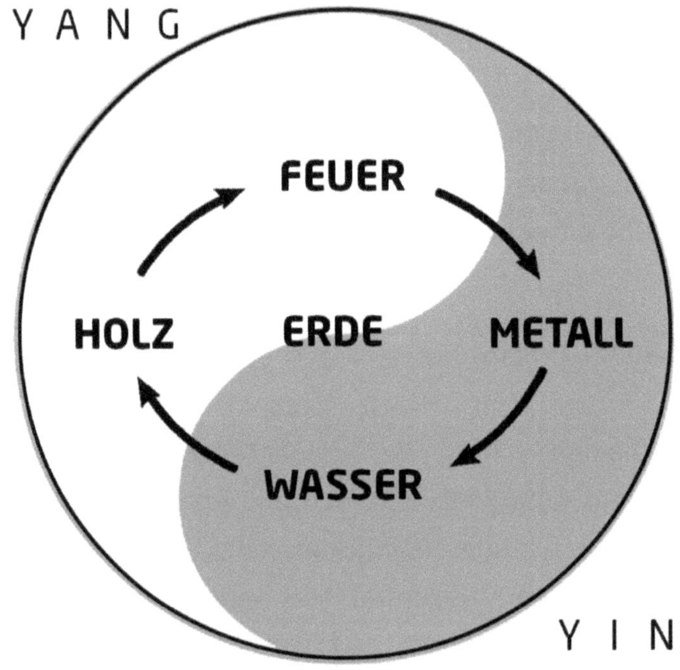

Die Charakteristik der Wandlungsphasen wird in der folgenden Tabelle zusammengefasst. Hierbei ist zu verstehen, dass eine Wandlungsphase einem Organsystem entspricht (dabei ist das Organ wie wir es kennen nur annäherungsweise gemeint(1)), in dem eine Wirkrichtung im Körper beschrieben wird, die einen emotionalen Charakter. Dies hat dann wiederum mit energetischen Zuständen zu tun und letztlich natürlich auch mit dem Organ und den Leitbahnen. Diese Beziehung sind in der folgenden Tabelle dargestellt.

Wandlungs Phase	Organe	Emotion	Sinnesorgan	Gewebe	Äußere Auslöser
HOLZ	Leber Gallenblase	Erregung	Auge	Muskeln Sehnen	Wind
FEUER	Herz Dünndarm	Kreativität	Zunge	Leitbahnen	Hitze
METALL	Lunge Dickdarm	Trauer	Nase	Haut	Trockenheit
WASSER	Niere Blase	Angst	Ohr	Knochen Nerven	Kälte
ERDE	Magen Milz-Pankreas	Grübeln	Schmeckende Zunge Lippen	Bindegewebe	Feuchtigkeit

Holz: Leber/Gallenblase

In dieser Phase wird eine Idee/ein Gefühl initiiert. Es entsteht eine Aktivierung des sympathischen Nervensystems mit entsprechender hormoneller Aktivierung (Adrenalin u.a.). Alle Zeichen dieser Phase zeigen eine Aktivierung bzw. Hemmung der Aktivierung. Im Kontext einer Bewegung ist ja die Initialerregung normal. Krankhaft wird es, wenn zu viel oder zu wenig von dieser Kraft ausgeht (über Erregung mit Schwindel, Schreien, übermäßige Muskelanspannung, gehemmte Erregung mit Kopfschmerzen (besonders seitlich), Schmerzen im seitlichen Oberbauch, Hüftschmerzen).

Feuer: Herz/Dünndarm

Hier sind die Hormone ganz aktiv, die Durchblutung ist angeregt. Was vorher durch die Wandlungsphasen Holz angeregt wurde, wird jetzt abgearbeitet, und dadurch sinkt der Energielevel wieder ab. Emotional wird hier das lebendige Schwingen des Geistes (Kreativität, Expressivität), die Freude angesiedelt. Gedanken, die sich nicht auf den Punkt konzentrieren können, sind ein Beispiel für eine Überaktivität dieser Wandlungsphase. Außerdem Schlafstörungen, innere Unruhe. Ein guter Redefluss (Zunge, Sprechen) gehört hierher.

Metall: Lunge/Dickdarm

In dieser Wandlungsphase kommt es zu einem weiteren Energieabfall, bildlich gesprochen zu einer Involution. Es ist augenscheinlich, dass dieses zurückziehende Element sich besonders in Traurigkeit, Depression ausdrückt. Über die Kontrolle der Haut (im doppelten Sinne) geht es auch um Abgrenzung bzw. Nicht-Abgrenzung zu anderen Menschen. Es besteht eine hohe Sensibilität und instinktives Verständnis für andere Menschen. Schuld und Reue spielen hier eine große Rolle. Die Lunge wird als Taktgeber (Rhythmuskontrolle) gesehen.

Wasser: Niere/Blase

Diese Wandlungsphase beinhaltet die Organe, die nach der chinesischen Medizin wesentlich auch die Grundenergien des Körpers tragen bzw. bereitstellen (hierher gehören auch die Reproduktionsorgane als Weitergabe von essenzieller Energie zur Entstehung neuen Lebens). Hier habe ich zum ersten Mal verstanden, dass ein Fehlen von Grundenergie (sicherer Boden unter den Füßen) Unsicherheit und Angst erzeugt, d.h. Angst ist auch aus energetischer Sicht zu verstehen.

Eine starke Grundenergie macht starke Knochen, gutes Gehirn/Gedächtnis und Festigkeit/Sicherheit im äußeren Körper sowie in der Ausstrahlung. Sicherheit wird auch gewünscht im äußeren Regelwerk (Systematisierung), und je weniger Energie da ist, desto mehr wird Sicherheit im außen gesucht (Pedanterie). Affektionen/Krankheiten der Knochen deuten auf eine Störung dieser Wandlungsphasen hin. Hörfähigkeit/Tinnitus hat mit diesen Energien ebenso zu tun.

Erde: Magen/Milz-Pankreas

Als Mittelpunkt zwischen allen Wandlungsphasen hat sie eine besondere Funktion: Sie ist der große Modulator zwischen allen Phasen, sie ist immer betroffen, wenn eine Phase in einer Disharmonie ist. Wenn die Mitte (Erde), quasi die Aufnahme von Nahrung und deren Weitergabe in den Körper nicht richtig funktioniert, kommt es zu einer Stagnation des Energie-/Flüssigkeitsstroms. Die Folge sind Wassereinlagerungen im Gewebe (Müdigkeit) mit einer Schwere der Glieder, Nebel im Kopf. Es erschlafft das Bindegewebe (Varizen, Hämorrhoiden). Wie bei allen Wandlungsphasen ist neben der körperlichen hier auch die geistige Verarbeitung gemeint (Verdauung von emotionalen Ereignissen, Verdauung von Lernstoff).
Hier war übrigens mein eigener Quantensprung, als ich vor 30 Jahren gemerkt habe, wie ich durch veränderte Ernährungsgewohnheiten deutlich weniger müde war und auch leistungsfähiger wurde.

Agentien

In der chinesischen Medizin werden die Faktoren, die ein Krankheitsproblem hervorrufen (Agens = Wirkkraft), in äußere und innere Faktoren unterteilt.

Äußere Faktoren, d.h. den Körper von außen beeinflussende Faktoren sind:

Erstens: Wind

Zweitens: Hitze/Glut

Drittens: Trockenheit

Viertens: Kälte

Fünftens: Feuchtigkeit

In der genaueren Betrachtung handelt es sich hier nicht unbedingt um äußere klimatische Bedingungen, sondern um vegetative Muster, die sich im Körper bemerkbar machen, wie als ob dieses Agens eine Rolle spielt (1). (Als Beispiel: der Kälteaspekt zeigt sich durch eine kalte blasse Körperregion, gegebenenfalls in ziehenden Schmerzen, Steifheit des Gewebes..., Also einer Minderung des wärmenden Durchflusses des Blutes.)

Als innere Agentien/ Faktoren werden innere Bewegungen (Emotionen) bezeichnet, die in Korrespondenz zu den äußeren Faktoren und zu den fünf Elementen stehen:

Erstens: Erregung

Zweitens: Freude, Steuerung der Emotionalität allgemein

Drittens: Deprimiertheit, Traurigkeit

Viertens: Angst

Fünftens: Sorge, Nachdenklichkeit

Kräuter

Damit wir gut leben können, brauchen wir Kraft/Energie.
Eine Fortsetzung der Ernährungslehre ist die Kräutermedizin. In dieser werden Pflanzen nicht als Nahrungsmittel / Lebensmittel genutzt, sondern es werden Teile von Pflanzen eingesetzt, die einem stärkeren Maße energiegebend, modulierend im Körper eine Wirkung entfalten. Anders als in der westlichen Phytotherapie liegt der Beurteilung der Pflanzen ein Beurteilungsraster zu Grunde, dass sehr differenzierte Aussagen über ihre Wirkungsqualitäten macht. Natürlich ist der Übergang von Ernährung zur Kräutermedizin ein fließender, denn Naturstoffe auch mit höherer Energiedichte werden ja auch in der Ernährung eingesetzt.

Beschreibung der Funktionen der Kräuter

1.Wirkrichtung

Jede Geschmacksrichtung entspricht einer Wandlungsphase und hat im Körper verschiedene Wirkrichtungen:

Wand-lungs-phase	**Energie der Wandlungs-phase**	**Geschmack**	**Wirkung der Kräuter**
HOLZ	nach oben	sauer	nach unten, innen
FEUER	nach unten	bitter	nach unten, trocknend
METALL	abwärts führend	scharf	nach oben, außen
WASSER	aufwärts führend	salzig	unterstützt die Wirkung nach oben
ERDE	wird in der Mitte verar-beitet	süß	abwärts führend

2. Bezug zu einer Wandlungsphase

Da, wie unter eins beschrieben, die Wirkrichtungen entsprechend einer Wandlungsphase wirken, ist damit der entsprechende Bezug zu einer Wandlungsphase gegeben.

3. Temperaturverhalten

Aus unserem normalen Empfinden wissen wir, dass, abgesehen von der originären Temperatur der Lebensmittel, diese außerdem eine entweder wärmende oder kühlende Wirkung haben. Das sicherlich bekannteste wärmende Lebensmittel ist der Chilli. Kühlende Lebensmittel sind zum Beispiel Zitrone, Gurke.

4.Wirkung an der Oberfläche oder in der Tiefe

Es gibt Lebensmittel/ Kräuter, die eher an der Oberfläche wirken (zum Beispiel bei Hauterkrankungen), andere wirken eher in der/die Tiefe (Sedativa).

In der vielfältigen Phytotherapie ist auch die Zusammensetzung der Rezepte sehr wichtig, denn die Kräuter sollen sich gegenseitig nicht behindern, aber auch nicht einseitig wirken. So entstanden mit der Zeit viele klassische Rezepturen.

Grundsätze

Um zu den Grundsätzen der Ernährung etwas zu sagen, lohnt sich ein Blick in die Vergangenheit und in andere Kulturen.

I. Kochen von Lebensmitteln

Da finden wir zunächst folgenden Grundsatz eins: Nährmittel werden gekocht. Schauen wir nach Afrika, nach Asien, in unsere eigene Vergangenheit, dann sehen wir, dass die dortigen Nahrungsmittel mittels Hitze zubereitet werden. Anders als in der Tierwelt spielt das Feuer für die Menschen eine große Rolle. In dem Streit um die „richtige" Ernährung taucht immer wieder die Meinung auf, dass nicht erhitzte Nahrung wertvoller sei. Ich habe mich von der Vorstellung verabschiedet, dass manche Verfahrensweisen wertvoller und andere ärmer sind. Ob in den Tropen oder in der Kälte, es wird gebacken und gekocht. Bei den Gelehrten gibt es einen Streit über die Begründungen, warum der Mensch das tut. Die Entwicklung des Großhirns, der erhöhte Bedarf des Gehirns an schnell verfügbaren Kohlehydraten, die Länge des Dünn- und Dickdarms, die Ausbildung des Gebisses sind alle Teil der Argumentationen. Klar ist, dass es durch eine Erhitzung von Lebensmitteln zu einem Aufbrechen von Strukturen kommt (Zellwände), die einen verlängerten Verdauungsakt nicht mehr notwendig machen. Der Darm kann damit kürzer sein. Ein weiterer Vorteil des Kochens besteht darin, dass Kontaminationen (Bakterien, Pilze, Parasiten) dabei abgetötet werden.

II. Timing der Nahrungsaufnahme

Über den Tag verteilt haben die Menschen mehrmals das Bedürfnis Nahrung zu sich zu nehmen.

Wenn die Menschen aufwachen, nehmen sie in der Regel eine gute Mahlzeit zu sich. Ist es nicht auch logisch? Nach einer längeren Schlafzeit in der Nacht braucht der Körper erneut Energie, um kraftvoll die Arbeit des Tages zu verrichten.

Aus unserer eigenen Volksseele kennen wir den Spruch: Frühstücken wie ein Kaiser, mittags essen wie ein Bürger, abends essen wie ein Bettelmann. Unsere moderne Welt hat vieles verändert. Und trotzdem, biologisch sind wir Menschen mit einer Ausstattung, die sich über viele 1000 Jahre entwickelt hat. Mir selbst hat die Beachtung dieses Grundsatzes einen gefühlten erheblichen Kraftzuwachs beschert. In der chinesischen Organuhr hat der Magen die aktivste Zeit zwischen sieben und neun Uhr, d.h. in dieser Zeit kann dieses Organ am besten arbeiten. Auch aus dieser energetischen Sichtweise ist es also plausibel, dass die Hauptmahlzeit am Morgen zu sich genommen wird. Und wenn es nicht gerade die Hauptmahlzeit ist, so wäre zum Beispiel ein gekochtes Müsli, eine Suppe vom Vortag, Milchreis, Grießbrei zumindest besser, als nur ein Brötchen und einer Tasse Kaffee zu sich zu nehmen.

III. Rhythmik der Nahrungsaufnahme im Jahresverlauf

Menschen aßen früher die Lebensmittel, die die Natur ihnen in der Zeit zur Verfügung stellt, in der sie natürlicherweise reif wurden. Das hat ja auch seinen Sinn, da die Natur mir in dieser Zeit die optimalen Speisen gibt. Heute würde dieses Verhalten weniger Transportkosten und Lagerhaltung notwendig machen. In einer groben Betrachtung kann man sagen, dass in unseren Regionen im Winter bei Kälte mehr Kohl Gemüse, Kartoffeln, wärmende Gewürze benutzt werden, dass im Sommer eher erfrischende Nahrungsmittel, Obst, Salate gegessen werden sollten. Über die Energetik, d.h. wie Stoffe wirken, werde ich unten noch näher eingehen. So kann ich auf der einen Seite die Inhaltsstoffe einer Kartoffel beschreiben, unsere übliche Sichtweise. Oder ich beschreibe, welche Wirkung eine Kartoffel auf meinen Körper hat (chinesische Medizin). Beide Ansichten sind richtig und ergänzen sich. So ist es aus meiner Sicht durchaus fatal, dass die Frage der Gewichtszunahme/Übergewicht nur über die der Menge von Kalorien notiert wird. So erlebe ich in der Praxis doch nicht selten, dass Patienten glaubhaft versichern, dass sie weniger zu sich nehmen/ fasten, aber dennoch auf der Waage zunehmen. Mehr dazu im Kapitel über die Mitte.

IV. Ruhe bei der Nahrungsaufnahme

Die Nahrung sollte in Ruhe zu sich genommen werden. Leider ist die Situation häufig so, dass der Zeitrahmen zu knapp gewählt wird, so dass Essen dann zu einer Hetze wird. Wird die Nahrung zu schnell aufgenommen, protestiert der Magen in Form von Blähungen. Die Anspannungssituation führt zu einer Erhöhung von Stresshormonen, die dem Magen-Darm-Trakt nicht ausreichend erlauben zu arbeiten. Es gehört ausreichend Zeit dazu, dass Nahrung optimal aufgenommen wird, damit wir die Kraft der Ernährung in uns aufnehmen können.

V. Fette

Die Sache mit den Fetten: Das ist eine sehr lange Geschichte. Seit Erscheinen einer amerikanischen Studie zu Lebensbedingungen und -faktoren und des wahrscheinlichen Auftretens von Krankheiten (Framingham-Studie 1948) wurde u.a. die Cholesterindiskussion losgetreten. Cholesterin bekam von da an ein schlechtes Image.

Es wurde zum ersten Mal klar, dass sogenannte Risikofaktoren zum wahrscheinlicheren Auftreten von Erkrankungen führen. Hohes Cholesterin wurde als ein Indikator für das vermehrte Auftreten von Herzinfarkt und Schlaganfall gewertet. Heute wissen wir ziemlich differenziert, wie sich die Dinge im Einzelnen verhalten.

Hier nur kurz:

- Gesättigte Fett(säuren), aus Fleisch und Milchprodukten (besonders in Butter und in Schmalz), sind im Allgemeinen nicht günstig für die Arteriosklerose. Gesättigte Fettsäuren sind im Allgemeinen hitzestabiler als ungesättigte Fettsäuren. Sie können hoch erhitzt werden und sind deswegen geeignet zum Anbraten.
- Ungesättigte Fett(säuren) können vom menschlichen Körper nicht selbst hergestellt werden wie die gesättigten Fettsäuren und müssen zugeführt werden. Lieferanten sind Leinöl, Sonnenblumenöl, Sojaöl und Maiskeimöl.
- Für moderates Anbraten eignet sich auch Ölivenöl
- Achtung: wenn der Topf / die Pfanne zu stark erhitzt ist beginnt das Öl zu rauchen. Das ist gesundheitsschädlich. Dann sofort den Herd runterdrehen und lüften. Wenn das Öl zu dunkel geworden ist sollte es entsorgt werden.

Insgesamt läßt sich sagen, dass wir hauptsächlich pflanzliche Fette zu uns nehmen sollten und nur einen sehr kleinen Teil tierischer Fett in Form von Fleisch und Milchprodukten. Außerdem ist das pflanzliche Eiweiß gesundheitlich deutlich zu bevorzugen vor tierischem Eiweiß.

Fette dienen als hervorragende Träger für Aromen. Viele geschmackliche Verbindungen, insbesondere lipophile (fettlösliche) Aromen, lösen sich gut in Fetten. Dies bedeutet, dass Fette die Fähigkeit haben, den Geschmack von Aromen zu intensivieren und zu transportieren. Daher führen Gerichte mit einem höheren Fettgehalt oft zu einem intensiveren und befriedigenderen Geschmackserlebnis.

Textur und Mundgefühl: Fette beeinflussen die Textur von Lebensmitteln erheblich. Sie können eine cremige, zarte oder knusprige Textur verleihen, je nachdem, wie sie in einem Gericht verwendet werden. Dies hat direkte Auswirkungen auf das Mundgefühl und die Wahrnehmung von Genuss.

Geschmacksrichtungen: Fette selbst haben auch einen eigenen Geschmack. Unraffinierte Fette, wie sie in Nüssen oder Avocados vorkommen, können eine leichte Nussigkeit oder Fruchtigkeit mitbringen. Auf der anderen Seite können tierische Fette, wie Butter, einen reichen, cremigen Geschmack haben.

Verbindung mit anderen Geschmackselementen: Fette können dazu beitragen, andere Geschmackselemente in einem Gericht zu binden und zu intensivieren. Sie interagieren mit süßen, salzigen, sauren und umami-Geschmacksrichtungen und können so die Komplexität und Ausgewogenheit eines Gerichts verbessern.

Wärmeträger: Fette leiten Wärme effizient, was besonders beim Braten und Kochen von Bedeutung ist. Dies ermöglicht eine gleichmäßige Erhitzung von Lebensmitteln und beeinflusst deren geschmackliche Entwicklung während des Kochprozesses.

Insgesamt sind Fette daher nicht nur Träger von Nährstoffen, sondern auch wichtige Akteure im Bereich des Geschmacks und der sensorischen Qualität von Lebensmitteln. Es ist jedoch wichtig, die Auswahl und den Verzehr von Fetten in Maßen zu halten, um eine ausgewogene Ernährung zu gewährleisten. In meinem Eintopf ist regelmäßig Fett dabei wie Öl, Schmand und ähnliches.

VI. Auf seinen eigenen Körper hören

Wenn ich gelernt habe, auf meinen Körper zu hören und fühle, ob das Essen mich gut sättigt, ob es mir gut geht, dass ich keine Blähungen bekomme, dass ich nicht unpässlich bin, dann ist es doch gut. Dies ist ein sehr wichtiges Thema für mich.

Dieses hat nicht nur mit der Ernährung zu tun. Jeder Mensch ist verschieden, und nicht jede Empfehlung ist für jeden Menschen gut. Jeder muss letztlich für sich herausfinden, ob das Gesagte für ihn stimmig ist oder nicht. Hier ist dann die Intuition gefordert. Wir wissen, dass unser Verstand nur den kleineren Teil erfassen kann, und dass das, was wir die Weisheit des Körpers nennen, einen erheblich größeren Teil ausmacht. Es ist gut, wenn wir mit dem Verstand gut leben, aber bei Diskrepanzen ist es besser, auf den Körper zu hören. Ich habe diese Erfahrung zunehmend häufiger in meinem Leben gemacht habe. Tim Mälzer hat das in einer Talkrunde bezüglich der Zutaten zu einer Mahlzeit einmal so bestätigt (das intuitive Würzen). Ein Beispiel dafür war für mich folgende Situation: normalerweise koche ich morgens parallel zum Eintopf eine kleine Kanne Tee. Eines Morgens ging ich in die Küche und merkte, dass ich Lust auf Orangensaft hatte. Den hatte ich gerade im Kühlschrank. Das kam mir sehr merkwürdig vor und ich hatte es nicht verstanden. Trotzdem habe ich ihn getrunken, und er tat mir gut. Ca. 1 bis 2 Stunden später kam dann die Erleuchtung. Ich hatte am Vortag eine Impfung gegen das Corona-Virus erhalten. Es war der Beginn einer Abwehrreaktion gegen die Nebenwirkung, nämlich steigende Temperaturen (Orangensaft wirkt kühlend). So war mein Körper schneller im Empfinden.

Wir haben oft eine Vorstellung davon, wie gesundes Essen sein soll. Institutionen, „wissenschaftliche" Berichte erklären uns die Wirkungen von Substanzen, und wenn wir die nehmen, sei alles in Ordnung. In unserer Informationskultur haben viele einen starken Hang, alles wissenschaftlich erklären zu wollen. Ohne Zweifel sind wissenschaftliche Erklärungen gut, und sind auch notwendig für weitere Entwicklungen. In den Augen der Menschen sind Aussagen von Ärzten, am besten von Professoren, an sich glaubwürdig. Das Problem ist nur, dass viele Aussagen nicht wirklich frei sind. Wirklich frei sind nur Aussagen und Studien, die nicht mit einem finanziellen Interesse verbunden sind. Es gibt sicher unabhängige wissenschaftliche Quellen. Aber dies ist oft schwer zu prüfen.
Ein weiterer Punkt ist auch, dass eine ausführliche Ernährungsberatung viel Zeit kostet. In unserem System wird diese Zeit mangelhaft bezahlt. Es ist viel einfacher und in der Regel auch lukrativer Medikamente zu verschreiben. Ich schreibe das Buch ja auch u.a., weil ich nicht die Zeit habe, jedem Patienten die „Story" von einem gesunden Eintopf zu erzählen. In kurzen Ausführungen kommt das natürlich vor, aber....

VII. Zucker

In unserer zivilisierten Welt sind die Entwicklungen im Ernährungsbereich sehr raffiniert geworden, im sprichwörtlichen Sinne. Raffination ist ein Prozess der Reinigung, Trennung, Aufkonzentration. Das wird mit verschiedensten Substanzen gemacht, so auch mit Zucker. Das Endraffinat ist dann der reine Kristallzucker. Er besteht hauptsächlich aus Saccharose. Er enthält keine Mineralstoffe, keine Vitamine mehr, wie in den Pflanzen vor dem Raffinat (Zuckerrüber und Rohrzucker). Allerdings sind diese Mengen auch nicht unbedingt relevant, dennoch ein klein wenig besser.
Nach neueren Erkenntnissen ist viel wichtiger die Unterscheidung von

Glukose - Fruktose. Glukose wird normal von Insulin reguliert und in Zellen eingeschleust, überschüssige Fruktose wird in der Leber in Fett umgewandelt. Besonders besorgniserregend sind Softdrinks, die mit High Fructose Corn Sirup gesüßt sind. Sie überfluten den Körper mit energiereicher Fruktose ohne ein Sättigungssignal auszulösen (auch in Fruchtsäften, Smoothies und „Quetschies"). Das ist mit ein wichtiger Grund für Fettsucht (Adipositas). Also besser die Finger von solchen Getränken lassen! (7)

VIII. Prävention

Klug ist, wer einen Brunnen gräbt, bevor er durstig wird!

Hier geht´s um Vorbeugung. Wie schon oben erwähnt, die Ernährung als Basis für unsere Fitness, für unser Wohlsein und für unsere Leistungsfähigkeit. Wir sind wertvoll. Und wie wir auch wertvolle Besitzstände besonders gut pflegen, wir sind es genauso auch wert. Also warum dann Nahrung essen, die nicht gut ist? Es kann ja mal etwas Süßes sein, aber der viele Süßkram, der in Supermärkten reihenweise steht, er tut uns sicher nicht gut. Er schmeckt zwar im Augenblick des Genusses, aber er führt nicht zur Verbesserung des Körpers. Wenn wir das doch wissen, dann sollten wir uns auch entscheiden, das, was unserem Körper nicht gut tut, wegzulassen. Ich habe im Vorwort von meinem Erlebnis mit dem beginnend entzündeten Zahn geschrieben. In der Vorbeugung gegen weitere Entzündungen weiß ich, dass meine Ernährung jetzt schon darauf ausgerichtet sein sollte, dass so etwas nicht in mein Leben eintritt. Also verhalte ich mich wesentlich danach. Wenn ich morgens mein warmes Frühstück hatte, brauche ich danach nicht viel weiteres bis auf ein zweites Frühstück in meiner Praxis. Bis vor der Corona-Zeit hatten wir immer eine Schale mit Haribo-Konfekt auf der Anmeldung stehen, in die ich beim Vorbeigehen immer wieder reingegriffen habe. Irgendwann habe ich mich gefragt, was ich da eigentlich mache und habe mich entschieden, es sein zu lassen. Und im Grunde vermisse ich auch nichts.

Seelische Ernährung

Im antiken chinesischen Weisheitsbuch I Ging heißt es über die Ernährung:

So hat der Edle Acht auf seine Worte und ist mäßig in Essen und Trinken.(8)

Es ist schon erstaunlich, wie im Hexagramm über die Ernährung zuerst behandelt wird, dass man Acht auf seine Worte haben sollte.
Dieser Lehrsatz ist so aufgebaut, dass der erste Teil für die geistige Ernährung steht, der zweite Teil für die materielle Ernährung. In der Dualität der Dinge, im Geist-Körper-Kontinuum sind auch hier beide Seiten berücksichtigt.
Manchmal habe ich den Eindruck, dass bei uns in Ernährungs-angelegenheiten ein ziemlicher Kult um die Art der Ernährung gemacht wird. Wo ist das Bemühen, sich seelisch gesund zu ernähren?

Epheser 4,29: Über eure Lippen komme kein böses Wort, sondern nur ein gutes, das den, der es braucht, stärkt, und dem, der es hört, Nutzen bringt.

Ich habe diese Worte bewusst bei der Besprechung der Ernährung eingebracht. Wie schon erwähnt wird vielfach versucht, mit speziellen Nährmitteln eine besonders gute Leistungsfähigkeit des Körpers herzustellen. Schlagworte wie Superfood, Nahrungsergänzungsmittel, raffinierte Zusammensetzungen von exotischen Früchten usw. verführen uns oft zum Kauf dieser Nährmittel/Pillen, um besonders gute Wirkungen zu bekommen. Dabei sind alle Stoffe, die wir brauchen, in unseren hiesigen Lebensmitteln vorhanden. Die Natur gibt uns normalerweise genau die Nahrungsmittel zu der Jahreszeit, wenn unser Körper sie braucht.

In früheren Zeiten war diese Rhythmik essenziell. Durch die moderne Technik und unsere neue Lebensweise hat sich dieser Rhythmus verändert. Alle Lebensmittel gibt es zu allen Zeiten, mithilfe der Elektrizität können wir die Nacht zum Tage machen. In der Diskussion um die Klimakrise und den hohen Energieaufwand, mit dem das System funktioniert muss hinterfragt werden, ob das wirklich angemessen ist. Das System der weiten Transporte, der künstlichen Lagerungsbedingungen bis hin zur Tiefkühlung verbraucht viele Ressourcen.

Zum anderen: die Gewichtung, das was in der Ernährung notwendig und wichtig ist, wird meines Erachtens sehr stark verschoben bezüglich der materiellen Ernährung. Nicht nur mindestens so wichtig, im Grunde wichtiger sind die Dinge, die wir seelisch aufnehmen, und auch weitergeben. Junkfood gibt es eben nicht nur im Essen, sondern auch im Fernsehen, in Heften, in manipulativen Menschen.

Wie oben schon geschrieben geht es auch um eine gewisse Einfachheit und Mäßigung bei der Ernährung. D.h. nicht, dass nicht auch Feste gefeiert werden und besondere Kreationen aus der Küche kommen, die den Gaumen besonders verwöhnen. Aber ein Stück Sahnetorte jeden Tag am Nachmittag ist einfach nichts Besonderes mehr, genauso wie wir nicht jeden Tag Geburtstag haben.

Was mich bezüglich der Ernährung immer wieder fasziniert hat, war die Geschichte von Petrus (Apostelgeschichte 10,9), dem in einer Vision 3x aus dem Himmel „unreines" Fleisch angeboten wurde, Petrus erwiderte, dass er noch nie unreines Fleisch zubereitet hätte, und die Stimme im Himmel ihm sagte: „Was Gott für rein erklärt, nenne Du nicht unrein". Wir haben oft Vorstellungen und Regeln, die entweder die Gültigkeit verloren haben oder aber in bestimmten Situation einfach unpassend sind.

Hier sagt das die Stimme des Himmels. Um im Bild zu bleiben: Der Himmel spricht aber auch durch uns in unserer Intuition, in unserem tiefen Wissen. Und dann ist es gut, von Regeln abzuweichen.
Ein weiterer Aspekt, von seinen „guten Regeln" abzuweichen ist der der Gastfreundschaft, die Achtung dessen, was jetzt wichtiger ist. So bin ich mit meinem jugendlichen Sohn auch mal zu McDonalds gegangen. Der freute sich sehr, dass Papa mitkam zu einem Ort, den er sehr schätzte. Auch wenn mir auswärts beim Frühstück Brötchen angeboten werden, esse ich mal ein Brötchen. Ich merke innerlich zwar den Unterschied, aber das ist okay. Wichtiger ist die herzliche Begegnung am Tisch als „korrekte" Lebensmittel.
Wie oben schon gesagt, das Leben ist mehr als unsere Vorstellung.

Energetik

Alles ist Energie! Alles ist transformierbar.

In diesem Kapitel möchte ich mit dem universellen Energiebegriff beginnen. Ein kleiner Exkurs.

Was ist Materie, Leben, Sein, Energie?

In der Entwicklung unseres Wissens um die grundlegenden physikalischen Zusammenhänge haben die Relativitätstheorie von Einstein, die Unschärfetheorie von Heisenberg, die Quantentheorie von Plank maßgeblich unser heutiges Weltbild beeinflusst.

Raumzeit, Masse und Gravitation gehören untrennbar zusammen.

Es ist anerkannt, dass das Weltall, der Kosmos in dem wir leben, rund 20 Milliarden Jahre alt ist. Er hat punktförmig begonnen und expandiert seither zeitlich und räumlich d.h. er wird fortschreitend älter und weiter. Ein Vorher und ein Außen existiert nicht. Zeit und Raum beginnen selbst erst im Ursprung. Zumindest ist das die Annahme der meisten Wissenschaftler. Raum und Zeit wurden mit dem Urknall erst geboren. Das, was außerhalb dieses Urknalls ist, ist das was Christen als Gottes Ewigkeit betrachten, kein Anfang und kein Ende. Dagegen wissen wir, dass unser Kosmos nach einigen halbwegs fundierten Spekulationen in spätestens zehn hoch 50 Jahren vergehen wird.

Jede Masse m verkörpert die Energie E = mc 2 und jede Energie E hat die Masse $m = E/c^2$. (m= Masse, E=Energie, c= Lichtgeschwindigkeit).

Es ist schon sehr faszinierend, über solche Dinge nachzudenken.

Das, was diese Zeilen aufzeigen wollen, ist die Tatsache, dass alles in Einem einen Ursprung hat und das alles Eins ist. Alles ist aus demselben Substrat gebaut. Aus diesem Einen entwickelt sich auf dem Prinzip der minimalen Störung (Philbert (11)/ Hawkins(10)) eine zunehmende

Vielfalt, eine zunehmende Differenzierung und Höherentwicklung. Die minimale Störung ist zu verstehen aus einem Freiheitsgrad der Elemente, die Heisenberg in den kleinsten Partikeln entdeckt hat (Unschärfe). Diese Unschärfe ist auf jeder Seinsebene vorhanden. Es entsteht ein kontinuierlicher Übergang von den rein materiellen Bereichen bis zu komplexeren Lebensformen bis zum Menschen.

Diese Unschärfe ist mir in den letzten Jahren immer mehr zu Bewusstsein gekommen. Alles was wir sprechen ist immer eine Reduktion der Information, die geistig / emotional mitschwingt. Etwas gut auszudrücken heißt, möglichst nah den Sachverhalt auszudrücken. Und trotzdem, es bleibt immer ein Rest von Nichtgesagtem. Dabei ist ja auch die Art, wie etwas vermittelt wird, schon Information an sich. Wenn ich diese Gedanken weiter entwickele dann weiß ich, dass nichts absolut so ist wie wir es sehen und hören (abgesehen davon, dass wir nur einen kleinen Teil des Spektrums hören und sehen). Kommunikation ist erheblich komplexer als wir ahnen. Auch das, was ich in diesem Büchlein schreibe ist eine Zusammenfassung, durchaus subjektiv geformt, aber ehrlich gemeint. Und so kann sich jeder selbst fragen, ob er sich auf neue Sichtweisen einlassen kann oder nicht. Und das ist okay. Für mich und für jeden Menschen entscheidend ist, dass jeder in guter Kraft und Funktion ist, auf welchem Weg auch immer. Hier ist mein Angebot, auf der Basis der chinesischen Ernährungslehre und unserer eigenen Tradition.

Energiebegriff in Lebensmitteln

Das was Menschen aufnehmen hat mehr Energie als was sie abgeben. Um leben zu können müssen alle Lebewesen Energie aus ihrer Umgebung aufnehmen, sie für ihren Körper mit all seinen Funktionen nutzen.

Die Energie/Kraft spielt in unserem Leben eine große Rolle. Nicht umsonst werden viele Nährmittel beworben, die den Körper in die Lage versetzen, große Leistungen zu erbringen. Als Superman sollten wir in der Lage sein, 10 Stunden am Tag eine gute Leistung zu erbringen. Hier ist natürlich das Leistungsparadigma unserer Gesellschaft zu hinterfragen. Außerdem wird häufig die Qualität eines Menschen mit seinem Leistungsniveau beurteilt. Das ist fatal.

Traditionell wurde für die Energie in Lebensmitteln der Begriff des physiologischen Brennwertes eingeführt. Dabei wird die Energiegewinnung nicht über die Verbrennung wie bei Dampfmaschinen genutzt sondern über ein komplexe chemische Verstoffwechselung, die auch viel effektiver ist als eine Verbrennung. Es haben sich über Messungen Tabellen entwickelt mit der Angabe des Brennwertes von Lebensmitteln. Diese sind natürlich etwas ungenau (es gibt verschiedene Sorten von Reis u.a. Lebensmitteln, außerdem verändern Herstellung, Wassergehalt u.a. den Brennwert).

So enthalten 100g ca soviel Kilojoule (Kilokalorien):

Öle:	3500 (880)
Erdnussbutter:	2500 (600)
Vollmilchschokolade:	2300 (560)
Nüsse:	2400 (600)
Nudeln / Reis:	1500 (350)
Honig:	1400 (330)
Fleisch:	1000 (250)
Brot:	800 (200)
Milch:	230 (50)
Gemüse:	150 (30)

Um unseren Körper gut lebensfähig zu halten braucht eine 20-30 jährige Frau bei moderater körperlicher Aktivität und einem Gewicht von 55kg 10.100 kJ (2.400 kcal), und ein Mann im Alter von 20-25 Jahren, einem Gewicht von 68kg und einer moderaten körperlichen Aktivität 13.000 kJ (3.105kcal).

Wenn propagiert wird, dass wir hauptsächlich Gemüse und Obst essen sollten, so können wir hier sehen, dass dafür Unmengen erforderlich wären, um auf ausreichend viel Kilojoule (Kilocalorien) zu kommen.

Wichtig für die Bewertung eines Lebensmittels sind daneben dann die Vitamine, Spurenelemente usw., die der Körper für seine Biochemie braucht. Die Frage der Analyse der Lebensmittel ist ein wichtiger Aspekt, aber eben nur einer. Was enthält eine Tomate, eine Gurke? Da geht es dann um Eiweiße, Kohlenhydrate, Fette, Vitamine, Mineralstoffe. Leider ist es nicht so, dass wir nur eine Tabelle aufschlagen müssen, an der wir die genauen Inhaltsstoffe ablesen können. Bezüglich einer Tomate zum Beispiel kann man sagen, dass sie durchweg X Prozent Wasser, X Prozent Fette usw. enthält. Die Frage der Aufteilung nach Fetten, Eiweißen, Kohlenhydraten, Mineralstoffen, Vitaminen ist eigentlich nur eine sehr grobe Einteilung. Welche Stoffe im Einzelnen sich in den Lebensmitteln befinden ist zum Teil noch gar nicht erforscht. Ein Großteil der Substanzen, die in einer Kartoffel enthalten sind, sind nicht bekannt.

Den exakten Anteil der Substanzen, die in der Tomate sind, die ich vor mir habe kann ich nicht erfahren. Denn es kommen viele Bedingungen dazu, die diesen Gehalt verändern. Da sind im wesentlichen Fragen der Aufzuchtbedingungen, der Nährstoffe, die die Tomate über ihre Reifungszeit bekommen hat, die Lagerungszeit, die Lagerungsbedingungen (Wärme, Gehalt der Luft).

Wenn wir schon analytisch mit der Ernährung umgehen, dann werden wir folglich auch zu einem Punkt kommen, in dem wir aufgefordert werden, eine bestimmte Menge von Substanzen zu uns zu nehmen. Das sind dann wiederum Gremien, die solche Empfehlungen dann ausgeben. Es ist ein kühnes Unterfangen, wenn ich anfange, über Gewicht und Zusammensetzung der Mahlzeiten auf die Menge der aufgenommenen Vitamine, Fette zu spekulieren. Während oben nur der Substanzgehalt der gekauften Tomate diskutiert wurde, geht es ja weiter mit der Behandlung der Tomate bei mir Zuhause. Wie lange lagere ich sie bei welcher Temperatur? Esse ich sie roh, koche ich sie? Welche weiteren Substanzen der Mahlzeit führen zu einer Verbesserung/ Verschlechterung der Nahrungsaufnahme?

Wenn ich die oben genannten Fragen noch einigermaßen beantworten könnte, so kommt es in der Folge zu erneuten Unsicherheiten. Denn wie ich ein Lebensmittel verdaue, hängt wiederum von vielen Faktoren ab, die durchaus unterschiedlich von Stunde zu Stunde, Tag zu Tag sein können. Habe ich zum Beispiel einen hohen Eisengehalt in meinem Blut, dann wird der Darm automatisch gar nicht so viel Eisen aus dem vorhandenen Speisebrei extrahieren. Habe ich einen niedrigen Eisengehalt, wird er entsprechend mehr Eisen extrahieren. Habe ich eine gute Verdauung (was ist gut?), wird er dann auch eine bessere Leistung erbringen. Zumindest bei dem Thema Durchfall ist dem Leser schon klar, dass der Darm die meisten Substanzen durchschleust und eben unverdaut wieder ausscheidet.

Es ist klar, dass es hier nur um ganz grobe Betrachtungen gehen kann.

Im Studium hatte ich mir mal die Mühe gemacht die Inhaltsstoffe zu addieren um zu wissen, wieviel ich von den einzelnen Elementen zu mir nehme. Ich habe ziemlich schnell kapituliert.

Wirkung von Energie

In der Frage des Kraftbegriffes zeigt die chinesische Medizin eine gute Ordnung auf. Ähnlich, wie wir es in unserer Erfahrungswelt erleben, nämlich unterschiedliche Energiedichten, so beschreibt sie diese Energiebereiche:

Qi ist auf der einen Seite ein übergeordneter Begriff: alle Lebensformen sind Ausdruck von Qi, ohne Qi kein Leben, d.h. hier werden alle Energieformen subsummiert.

In der Ordnung von den immateriellen bis zu den sehr materiellen (also dichten) Energieformen spricht man von (1)

1. **shen**, die am wenigsten materielle Form von Qi. Er ist ein Teil des Herz-Yang. Er kontrolliert das Bewusstsein, Denken, Gedächtnis, Schlaf.
2. **Qi** , eine etwas materiellere Form, die sich in einem leichten Gefühl am Körper (Druck, Zug, Fliessen) bemerkbar macht
3. **Xue** (Blut) eine etwas stärkere energetische Form wie Qi, bemerkbar durch stärkere Symptome wie Stechen (wenn pathologisch)
4. **Yin** die Tiefenenergie, die in etwa unsere Knochen (Zähne) entspricht
5. **Jing** die Essenz, die wesentlich in der Niere entspringt aus „Vorgeburts"- und „Nachgeburts"jing. Sie entspricht in ihrer Konzentration quasi den Zellkernen.

Dies ist nur als eine grobe Ordnung zu sehen. Die Abstufungen und die Zusammenhänge zwischen den einzelnen Energieformen sind im Detail komplex.

Nun haben ALLE Stoffe, die wir aufnehmen eine Wirkung auf den Körper. Ich betone das deshalb, weil ich manchmal die Argumentation höre, dass Menschen nicht an die Phytotherapie glauben.

Dem halte ich dann entgegen, dass selbst ein Bonbon, ein Stück Zwieback, ein Körnchen Salz spürbar eine Wirkung im Mund macht (Geschmack, Speichelfluss, Wohlgefühl). Und so ist auch nachvollziehbar, dass es Lebensmittel gibt, die einen geringen, und manche eine stärkere Wirkung auf den Körper haben. So haben manche Heilkräuter eine tiefe, reinigende Wirkung auf den Körper bis dahin, dass wenige Tropfen/Teile einer Substanz sogar eine tödliche Wirkung haben können (Knollenblätterpilz, Schierlingspilz).

Beispielhafte Lebensmittel (3), mit einer Wirkung auf das

Shen:

Kaffee, Kakao, Schweineherz

Qi:

Hafer, Polenta, Kokosnüsse, Fenchel, Rosenkohl, Sellerie, Kalbfleisch

Blut:

Leber, Eisbergsalat, Grünkern, Rote Beete, Ananas, Granatapfel

Yin:

Schweinefleisch, Mungbohnen, Walnuß, Niere, Blumenkohl, Avocado, Pistazien, Sonnenblumenkerne

Jing:

Kastanien, Knochenmark, Weizenkeimöl

Nun haben viele Lebensmittel auch eine Wirkung auf verschiedenen Ebenen. Ich selber würde diese Ordnungen nicht überstrapazieren sondern meine Ernährung vielfältig gestalten. So habe ich mich in den letzten Jahren aus eher ethischen Gesichtspunkten eher zum Vegetarier entwickelt. Aus energetischen Gründen, und weil es mir einfach auch schmeckt, esse ich gerne ab und zu etwas Fleisch. Da ich um die Gefahr eines körperlichen Kraftdefizites weiß. Auch ist

gerne mal eine Leber dabei, die ich bei Gelegenheit hole, wenn ich in einer Bio-Metzgerei bin. Denn bei viel Erregung, viel Aktivität ist eine Stärkung der Leber (Wandlungsphase Holz) z.B. mit einer Leber günstig.
Die chinesische Betrachtung der Ernährung orientiert sich daran, welche Wirkungen einer Substanz in unserem Körper erzeugt werden. Dazu gibt es im Wesentlichen drei Raster:

1. Zu welcher Geschmacksrichtung gehört eine Substanz? (salzig, sauer, bitter, süß, scharf) (siehe hierzu den näheren Ausführungen im Kapitel chinesische Medizin)
2. Wärmt ein Lebensmittel oder kühlt es?
3. Auf welches Organ hat es eine besondere Wirkung?

Diese Vorgaben empfinde ich etwas praktischer. Und es erscheint mir auch logisch. Wenn wir nun schon vom Kopf aus die Lebensmittel aussuchen, dann erscheint es sinnvoll, dass wenn ich mich kalt fühle, wärmende Getränke oder Lebensmittel zu mir nehme. Genauso würden dann scharfe Gewürze, da sie erwärmend sind, mir bei Kälte gut tun. Im Winter draußen ein Eis zu essen, macht einfach wenig Sinn. (Durch unsere modernen Lebensgewohnheiten und Lebensmöglichkeiten aber haben sich einige Dinge verändert, so kann es trotzdem sinnvoll sein, in einem gut erwärmten Raum ein Eis zu essen. Denn die Kälte ist nur ein geringes Problem, wenn wir weiterhin im temperierten Auto oder auch nur wenig in der Kälte draußen sind.) Dennoch, wenn ich mich kalt fühle, werde ich versuchen mich innerlich und äußerlich zu erwärmen.
In der chinesischen Diätetik gibt es Tabellen, die Lebensmittel danach einteilen, welcher Geschmacksrichtung sie zuzuordnen sind und ob sie wärmend oder kühlend sind. Für die meisten Lebensmittel ist es eindeutig, wie sie einzuordnen sind, für andere kommen mehrere Möglichkeiten

in Betracht. So können auch verschiedene Geschmacksrichtungen in einem Lebensmittel vorhanden sein. Zum Beispiel der süß scharfe Geschmack von Sellerie. Außerdem gibt es ja zum Beispiel auch eher saure oder süße Äpfel. Der chinesischen Diätetik geht es wesentlich darum, dass in einem Gericht alle Geschmacksrichtungen einen Platz haben. Wenn das der Fall ist, dann ist das Essen harmonisch und ausgeglichen. Den Hauptteil der Nährmittel nehmen die süßen Gemüse oder Früchte ein. Zur besseren Verdauungsleistung sollten jedoch auch Substanzen aus den anderen Geschmacksrichtungen / Wandlungsphasen dazukommen.
Und es ist wirklich wahr. Indem ich diese Methode immer mehr ausprobiert habe, habe ich festgestellt dass ich mit diesen einfachen Vorgaben sehr schöne einfache Gerichte gezaubert habe, die nicht nur wohlschmeckend sind, sondern mir auch einen spürbaren Kraftzuwachs bescheren.
Bezüglich der Kraftsuppen (2) kommt noch folgendes Detail dazu. Als Kraftsuppen werden sie sehr lange gekocht (6-15 Stunden). Vom analytischen Gesichtspunkt aus erscheint es so, als ob alles verkocht wird. Aus der energetischen Sicht kommt es jedoch zu einer Transformation der Substanzen in Energie. Unsere eigene Tradition bezüglich Kraftsuppen (Knochen auskochen) bestätigt das. Und die Menschen hätten das sicherlich nicht getan, wenn sie nicht auch eine Wirkung erfahren hätten. Die Materie hat sich sozusagen in Qi umgewandelt. Und da ist es keine Energieverschwendung.
Ein weiterer Punkt betrifft die Zubereitung der ebenfalls Einfluss auf die Wirkung des Essens hat. Eine wesentliche Wirkung geht von der Temperatur aus. Der Aspekt, dass kalte / kühle / frische Nahrungsmittel eher eine Verdauungsbremse sind lässt sich einfach nachvollziehen, wenn man bedenkt, dass biochemische Prozesse bei höherer Temperatur beschleunigt werden, und bei Kälte verlangsamt werden. Das ist ein wesentlicher

Grund, warum in der TCM gesagt wird, dass der Magen nie Kaltes möchte. Es ist doch klar, dass bei einem gebremsten Stoffwechsel der Nahrungsbrei länger im Magen / Darm liegt, dass man sich dabei dicker fühlt. Und anschaulich: Die klammen Finger im Winter werden in der Wärme des Hauses wieder beweglich. Und für eine gute Verdauung ist dann eine höhere Bereitschaft der chemischen Prozesse zur Aufnahme der Nahrung wünschenswert. Wie alles will ich diese Bemerkung auch nicht überstrapazieren. Ein warmes Bier schmeckt mir auch nicht....

Das Grundrezept

Ist er Koch oder Arzt?
Ist dies eine Apotheke oder ein Restaurant?
Fisch, Fleisch, Gemüsen, Frühlingszwiebel und Porree:
Köstliche Gerichte verbannen Tabletten und Pillen,
Nahrhafte Speisen sind das Mittel gegen alle Leiden.

Chinesisches Gedicht, Herkunft unbekann

Mein Eintopf besteht im Wesentlichen aus folgenden Teilen:

1. Öl zum anbraten
2. Gemüse
3. ein Getreide
4. Fett / Eiweiß
5. Gewürze/Salz
6. Ggf. Obst
7. Sonstiges

1. Erhitzung der Pfanne

Zu Beginn wird die Pfanne / der Topf erhitzt mit Öl zum kurzen Anbraten meist von Zwiebeln / festem Gemüse. Zum Thema Fette habe ich im Kapitel Allgemeine Überlegungen etwas ausführlicher geschrieben.

2. Zufügen von Gemüse

Hier nehme ich das Gemüse, das ich im Kühlschrank habe. Es gibt Gemüse, die lange halten und die meistens bei mir im Kühlschrank oder im Keller sind wie Sellerie, Rote Beete, Kartoffeln. Auf diese kann ich jederzeit zurückgreifen. Mit der Zeit bekommt man ein Gefühl, wie lange die Garzeit von Gemüse ist.

Wenn ich z.B. einen bissfesten Kürbis haben möchte, dann kommt dieser erst später zum Essen dazu. Auch Blattgemüse wird erst später zugegeben. Ich habe mir angewöhnt, meistens kleingewürfeltes festes Gemüse mit etwas Zwiebeln ein wenig im Topf oder in der Pfanne anzubraten und bei gleicher Dünstungszeit schon ein Getreide oder Reis hinzuzufügen, dass in ca. 15-20 Minuten gar ist. Ich habe mich häufig gefragt, warum ich Reis oder anderes Getreide in einem Extratopf zubereiten soll, wenn es eigentlich viel einfacher ist, dies sofort in die große Pfanne zu geben und dabei auf die Benutzung eines Extratopfes zu verzichten. Wenn ich allerdings an Vollkorngetreide oder Vollkornreis denke, dann wird dieser schon ca 30 Minuten vorher in einem Topf vorgeköchelt bzw. die Nacht vorher eingeweicht.

In dieser Phase gibt das Gemüse schon eine schöne Geruchsnote ab. Das macht dann schon richtig Lust auf das Essen. Nach dem Anbraten füge ich so viel Wasser hinzu, wie ich abschätzen kann, dass das Getreide für den Quellprozess braucht. Ist es zuviel Wasser, dann wird es eher eine Suppe, ist es zuwenig Wasser, dann kann ich noch etwas nachgeben. Beides ist ja in Ordnung, und mit der Zeit hat man es im Gefühl, in welcher Menge mindestens Wasser hinzugefügt werden soll mit der möglichen Bandbreite von fester Nahrung zu suppigem Gericht.

3. Reis / Getreide

Hier können – wie schon oben erwähnt – gleichzeitig mit dem Gemüse solche Getreidesorten eingesetzt werden, die eine relativ kurze Garzeit haben. Getreide mit einer längeren Garzeit sollten entweder vorher eingeweicht werden (Weizen, Roggen, Gerste, Vollkornreis) und/oder in einem Topf vorgekocht werden. Das benötigt im Grunde kaum Extrazeit, man muss nur daran denken. Ebenso ist es ja eine Möglichkeit, Getreide über Nacht schon einzuweichen. Das verkürzt die Zeit des Kochens.

4. Fette

Zum einen wird ein Essen erst richtig schmackhaft, wenn die Geschmacksstoffe durch Fette emulgiert werden. Zum anderen sind Fette und Proteine auch Energieträger, die wir brauchen. Die Frage ist nur, wieviel. Allerdings sollten es auch hochwertige Fette sein. Gerne nehme ich fette Sauerrahmprodukte wie Schmand oder Creme fraiche. Auch Öle mit einfach ungesättigten Fettsäuren wie Olivenöl und Erdnussöl sind möglich, denn bei der mäßigen Temperatur wird ihr Nährwert wesentlich erhalten. Die hochwertigen Öle wie Leinöl können am Ende dazu gegeben werden, sie würden bei Erhitzung Wert verlieren.

Ein Grund für Blähungen kann sein, dass nicht genug Fett im Essen enthalten ist. Bezüglich der Eiweiße ist es ähnlich wie bei den Fetten. Die pflanzlichen Eiweiße sind verträglicher als tierische Eiweiße.

5. Gewürze

Ich höre oft von einer Küche, in der lediglich Salz und Pfeffer gebraucht werden. Dabei ist Salz kein Gewürz. Pfeffer ist zwar schön und gut, aber die Bandbreite der Möglichkeiten ist erheblich höher. Genauso wie ein Lied nicht aus einem Ton besteht, so gibt es auch eine Menge verschiedener Gewürze, die, immer wieder neu gemischt, immer wieder eine andere Geschmacksnote geben. Das Salz gebe ich zusammen mit dem Garwasser in die Pfanne. Und wenn ich mit meinem kleinen Essen ein Orchester bauen will, dann gebe ich neben den Gemüsen auch verschiedene Gewürze hinzu, die alle modulierend und stoffwechselfördernd wirken. Scharfe Gewürze verteilen die Energie und lösen Blockierungen, Gewürze wie Kumin, Kümmel und Fenchel wirken günstig auf den Verdauungsprozeß (und ich finde, das schmeckt auch gut).

Zum Salz: hier gehen die Meinungen ziemlich weit auseinander. Ich meine, jeder sollte intuitiv so viel Salz zu sich nehmen wie es schmeckt. Aus meiner Sicht gehört es dazu. Ich bevorzuge auch Stein- oder Meersalz, da hier im Vergleich zu Speisesalz noch Mineralstoffe dabei sind, die den Wert des Salzes erhöhen.

6. Obst

Obst ist nicht unbedingt ein fester Bestandteil des Eintopfes, hat aber einen erfrischenden Charakter. Besonders in Zeiten, in denen Obst mehr verfügbar ist (und möglicherweise nicht mehr ganz frisch ist ☺) hat es einen guten Platz in der Pfanne. Zum Ende dazugegeben werden die Inhaltsstoffe (häufig wasserlösliche Vitamine) geschont und es wird nicht so matschig. Und warum nicht mal auch eine Ananas mit in den Eintopf? Auch hier nochmal, seien Sie kreativ. Und intuitiv kommen manchmal seltene Kombinationen auf den Tisch, die es aber in sich haben. Natürlich wird man auch mit der Zeit feststellen, dass so manche Kombis nicht unbedingt der Hit sind. Aber so lernen wir dazu. Das Universum hat unendlich viele Töne, nutzen wir einen Teil davon!!

7. Sonstiges

Gerne nutze ich eine asiatische Angewohnheit, Rosinen oder ähnliches hinzuzufügen. Außerdem können Nüsse, Algen oder sonstige Lebensmittel hinzugefügt werden. Algen sind übrigens sehr effektiv für die Yin-Stützung (Stützung der Grundenergie) und können als kleine Schnipsel dazu gegeben werden (wegen des hohen Jodgehaltes muss man allerdings aufpassen bei Patienten, die eine latente Schilddrüsenüberfunktion haben. Sie könnten einen Schub einer Schilddrüsenüberfunktion bekommen).

Bei einer Gesamtgarzeit von ca. 20 Minuten, einer kurzen Vorbereitung, ist der Eintopf in spätestens 30 Minuten fertig. Da ich in einer großen Pfanne eine größere Menge zubereitete, sind dann 4-6 Mahlzeiten fertig. Nach der ersten Entnahme kommt die Pfanne nach dem Abkühlen in den Kühlschrank, und ich brauche die nächsten Mahlzeiten nur aufzuwärmen. Diese weiteren Mahlzeiten müssen aber auch wiederum nicht exakt gleich sein, manchmal habe ich Lust, diese etwas zu variieren mit neuen Lebensmitteln, die nicht extra gekocht werden müssen, mit anderen Gewürzen, eventuell mal mit einem Bio Würstchen, Tofu. Den Ideen sind keine Grenzen gesetzt.

Und nun ein paar Worte zur Zusammensetzung der Mahlzeiten: wie ich aus der Unterteilung der Geschmacksrichtungen auf die Wandlungsphasen erkennen kann, haben diese ja auf verschiedene Organe besondere Wirkungen. Folgerichtig ist zu empfehlen, dass in einer Mahlzeit alle Geschmacksrichtungen vorkommen. Wie schon oben genannt, bilden süße Nährmittel (Obst, Kartoffeln, Möhren und viele andere) den Hauptteil der Speisen. Sie haben eine nährende, säftebildende Funktion. Ihre energetische Richtung ist eine absinkende (1). D.h., wenn ich zu viel von süßen Nährmitteln zu mir nehme, insbesondere wenn sie übersüß sind (z.B. durch raffinierten Zucker) dann können sie müde machen. Indem aber Gewürze (meistens scharf) diese Wirkung verändern, machen sie nicht mehr so müde. Gewürze/Zusatzstoffe wirken modulierend, harmonisierend. Diese Gesamtmischung bewirkt, dass eine Mahlzeit gut verdaut werden kann, dass keine Blähungen auftreten, dass ich nach der Mahlzeit nicht müde bin. Was häufig fehlt sind die bitteren Substanzen. Im Kapitel chinesische Medizin wird beschrieben, dass Bitter eine entzündungshemmende Funktion hat. Insofern ist es schade, dass diese Geschmacksrichtung oft fehlt. Es ist sogar so, dass der bittere Geschmack teilweise aus den

Lebensmitteln herausgezüchtet wird (zum Beispiel Rukola). Trotzdem wäre eine Hinzugabe von Lebensmitteln mit bitterem Charakter (einige Salate, Löwenzahn,Lamm, Schaf, Ziege, Rosenkohl, Wacholderbeere, Kakao u.a. Gewürze, Roggen, Brennessel, Rote Beete, Pampelmuse, Rotwein, schwarzer Tee u.a.) wünschenswert.

Manchmal sind es auch nur sehr kleine Zugaben, die entscheidend eine Speise verändern. In manchen Traditionen finde ich diese Herangehensweise sogar bestätigt. Im Orient wird der Kaffee (bitter) mit einer kleinen Prise Salz, mit Kardamom (scharf) und etwas Zucker (süß) getrunken. Damit sind alle Elemente bis auf das Saure enthalten. Warum sollte nicht ein nur süßer Pudding auch etwas Salz und ein Gewürz (Koriander, Kardamom, Pfeffer, Anis) enthalten? Probieren Sie es aus und spüren sie nach wie es Ihnen damit geht.

Ein großer Vorteil der variablen Zutaten ist auch, dass ich im Überblick schaue, welche Lebensmittel schlecht werden, die dann bald in die Pfanne müssen. Und wenn da noch zwei beginnend schrumpelige Möhrchen im Gemüsefach rumdümpeln, dann ab in die Pfanne bei nächster Gelegenheit. Damit habe ich meistens einen ziemlich aufgeräumten Kühlschrank, brauche kaum etwas wegzuwerfen. Auch Zutaten jeder Art können so im Blick gehalten werden und verwertet werden, wenn die Zeit dran ist (ich denke da an offene Gläser und Töpfchen mit Schmand, Kapern, Oliven u.a.).

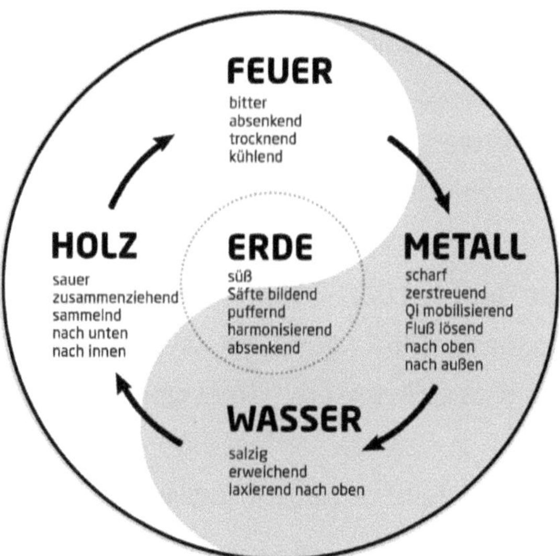

Ausführlichere Anleitungen sind in den Büchern in der Bibliographie enthalten.

Wenn diese Form der Ernährung wesentlich erfüllt ist, sollte eine gute Grundlage für Gesundheit bestehen. Wie oben schon erwähnt, können verschiedene Zustände des Körpers mit Ernährung moduliert werden. Am einfachsten nachzuvollziehen sind zum Beispiel Zustände in Kälte oder in Hitze. Aber neben den physikalischen Gegebenheiten sind auch die emotionalen Befindlichkeiten durch Ernährung modulierbar. Das deutsche Sprichwort „Sauer macht lustig" kann ich heute dadurch verstehen, dass ich in der Wandlungsphase Holz die Erregung durch Saures (Erregung geht übermäßig nach oben, saure Lebensmittel wirken zusammenziehend und nach unten) abdämpfen kann. Aber auch andere körperliche Veränderungen können mit Ernährung behandelt werden. Jede Geschmacksrichtung hat auch einen emotionalen Anteil. Indem alle Elemente dabei sind, freuen sich auch alle Organe, dass sie gestärkt werden (Leber mit sauer, Lunge mit scharf, Herz mit bitter, Niere mit salzig und Mitte mit süß).

Kräuter sind die Fortführung der Ernährung mit stärkeren Wirkungen. In der chinesischen Medizin wird häufig mit Wurzeln und Wurzelstöcken therapiert. Das ist etwas, was ich in unserer westlichen Phytotherapie vermisse. In den Wurzeln werden die Substanzen gespeichert, aus denen die Pflanze lebt / überlebt und ihren Körper versorgen kann. Es ist quasi eine Tiefenenergie mit ca. 1000-3000 aktiven Bestandteilen. Die chinesische Medizin hat sehr sorgfältig geschaut, welche Pflanzen wie eingesetzt werden müssen. Und da es in unserer stressigen Kultur mit einem erhöhten Yang-Aspekt häufig zu einem Verlust von Yin (Bausubstanz) kommt, werden gerade die Wurzeln gebraucht, um wieder in eine gute Kraft zu kommen.
Wie auch immer, bei der Behandlung von Krankheiten ist der Kraftaspekt immer zu berücksichtigen. Ob es begleitend, zum Beispiel neben einer Chemotherapie, oder in der Rekonvaleszenz nach einer Erkrankung, oder sogar therapeutisch eingesetzt wird, die Ernährung kann viel leisten.
Nun ist es so, dass ich durchaus verstehe, dass manche Menschen eine genaue Anweisung brauchen. Das ist normal. Jeder Mensch ist ein unterschiedlicher Konstitutionstyp, und da kommt er halt aus seiner Haut nicht heraus. Diese Menschen gehören zur Wandlungsphase Wasser. Da ich in vielen Aspekten auch ein Feuertyp (Wandlungsphase Feuer) bin, kommt mir diese Form der Ernährung sehr entgegen, denn ich bin relativ frei, kreativ mit Lebensmitteln Gewürzen umzugehen. Ich habe dabei viele neue Dinge entdeckt. Und das macht mir richtig Spaß. Entsprechend ist mein Gewürzregal ausgestattet. Mit diesen Grundregeln möchte ich vielen Menschen Mut machen und Impulse geben, neue Geschmackslandschaften kennenzulernen und einen kreativen Umgang mit Lebensmitteln zu üben. Am Ende soll dann stehen, dass das Gericht gut schmeckt, dass Sie sich freuen etwas Schönes gekocht zu haben und dass es Ihnen danach gut geht.

Porridge

Die oben genannte Abhandlung hat für das Essen eine deftige Note. Für das Frühstück möchte ich betonen, dass es vielen Menschen, und in letzter Zeit auch mir häufiger, eher nach einem Porridge verlangt. Das geht noch schneller, und funktioniert nach demselben Prinzip. Manchmal kommt es einfach darauf an, ob noch Eintopf vom Vortag da ist oder nicht.
Haferflocken werden mit einer Flüssigkeit (Hafermilch, Milch, Wasser o.a.) angerührt und erhitzt. Hier kommen genauso Fette (Sahne, Schmand, Öle) und entsprechend auch Gewürze und etwas Salz hinzu. In einen Porridge gebe ich gerne Kardamom, Koriander, Zimt, Kakao. Pfeffer, da aktivierend, kommt eher zum Zug, wenn ich nicht so gut geschlafen habe und einen höheren Wachheitsgrad anstrebe. Gerne ist hier auch das aktuelle Obst mit dabei, klein geschnibbelt und kurz mit erhitzt, so dass es noch eine gewisse Bissfestigkeit hat. Gerne kommen auch hier Rosinen, Mandeln u.ä. hinzu. Wenn nicht vorhanden kann etwas Zitrone auch einen erfrischenden Charakter mit einbringen.

Fooddesign und Ethik

Alles was wir tun hat im Netzwerk des Lebens Konsequenzen für unsere Umwelt, und das heißt auch für jeden von uns (da wir ja auch Umwelt sind). Es fängt an mit der Verpackung der Butter (Herstellung der Butter in zentralen Molkereien, Lagerung, Versand der Zusatzstoffe, Verbrauch von Energie, Herstellung der Verbundstoffe für die Verpackung, Transport, Herstellung der Maschinen, Verteilung in die Geschäfte, Lagerung in der Kühlung) bis hin zur Entsorgung (Verbrennung, Kompostieren, Recycling).
Ein weiterer Punkt betrifft die Zubereitung/das Kochen an sich. Ich empfinde es inzwischen als leicht, aus unbehandeltem Gemüse/Obst in recht kurzer Zeit etwas Schönes zu kochen
Da der Zeitfaktor in unserer Kultur eine große Rolle spielt, werden zunehmend Fertigprodukte angeboten. Um diese jedoch gut zum Verbraucher zu bringen, müssen allerlei Maßnahmen zur Haltbarkeit ergriffen werden. In der technischen Entwicklung der Ernährungsindustrie sind wir heute sehr weit gekommen. Aber, wir verlieren den Überblick über die Zusätze, die einer Mahlzeit beigemischt werden oder wie sie behandelt werden. Und ob das alles letztlich für uns förderlich ist wage ich zu bezweifeln. Um das Kind nicht mit dem Bade auszuschütten: Es geht nicht um eine Verteufelung dieser modernen Methoden, aber eine gesunde Kritik und Zurückhaltung empfinde ich als angemessen.
Ich möchte nicht alles negativ darstellen, denn das Verständnis über die Vorgänge des Wachstums führt natürlich auch dazu, dass wir schöne Äpfel im Frühjahr bekommen, weil diese in Räumen mit einer veränderten chemischen Zusammensetzung und Temperatur gehalten werden, damit der Stoffwechsel verlangsamt wird und sie später frisch präsentiert werden können. Viele Vorgänge sind eine deutliche Erleichterung für die

Erzeuger. Zum Beispiel hat sich das Bäckerhandwerk dadurch erheblich verändert. Bleichmittel, Lipoxygenasen zum Aufhellen der Krume und vieles andere. Ohne Zusätze funktioniert keine vollautomatische Produktion, sie sorgen dafür, dass die Teige keine Sperenzchen machen, und die aufeinander abgestimmten Maschinen nicht aus dem Takt geraten. Moderne Backerzeugnisse sind high-tech. Weitgehend „chemiefreie" Brötchen werden nur noch wenig gebacken. Wir wissen, dass unter diesen Umständen auch unsere Discounter backfrische Ware anbieten können.

Oben genannte Praxis findet vor allem statt, weil wir als Kunden möglichst wenig Geld für ein gutes Essen ausgeben wollen. So werden wir in unserem System von Kindesbeinen an getrimmt, möglichst sparsam zu sein um für unser Geld möglichst viel zu bekommen. Die Schwächsten im System, zum Teil die Bauern in den sogenannten Dritte-Welt Ländern, verdienen nur einen Hungerlohn.

Leider ist das die Urwurzel für den Raubbau und für die Ausbeutung der Erde. Es spielt immer eine Angst mit, nicht überleben zu können und deshalb mehr anzuhäufen als notwendig ist. Die Kunst, mit wenigem zufrieden zu sein wird nur wenig geübt.

Ich glaube, dass wir nicht umhin kommen zu erkennen, dass es nur im Austausch echter Werte zu einem guten Leben kommen kann. Für gutes Obst, Gemüse (ohne „Upgrading") sollte auch ein angemessen guter Preis gezahlt werden. Auf allen Ebenen sollten faire Beziehungen zwischen allen Handelskettenmitgliedern angestrebt werden. Aber, wie es bei uns zugeht, kämpfen verschiedene Lobbys um möglichst gute Pfründe für ihr Klientel. Das geht hin bis zur Ausbeutung von Menschen, besonders wenn wir uns die Beziehungen zwischen der westlichen und der sogenannten Dritten Welt anschauen.

In diesem Zusammenhang geht es auch um eine Ethik der Ernährung. Ethik auf der einen Seite über die Verkaufsbeziehungen (Achtung des Produzenten, Achtung des Verkäufers und des Anbieters). Auf der anderen Seite geht es um eine Ethik gegenüber den Lebensmitteln an sich. Das was ich zu mir nehme, sollte möglichst naturnah ohne viel Zerstörung der Umwelt aufgewachsen sein (auch für die Veganer in unseren Breiten gilt, dass bei der Produktion von Soja und anderen Eiweißersatzstoffen auch Tiere getötet werden, Natur verdrängt wird). Auch andere Umstände wie zum Beispiel ein langer Transport von der anderen Seite der Erde ist zu hinterfragen. Müssen es wirklich Äpfel aus Neuseeland sein, oder Erdbeeren aus Kenia, die im Grunde zur Unzeit zu uns geliefert werden?
Auch werden wir vielfach getäuscht. Das bekannteste Beispiel ist sicherlich die Vanille. Die Vanille wird Original als die Königin der Gewürze bezeichnet. Sie hat eine gute Wirkung auf die Mitte (Magen / Milz / Bauchspeicheldrüse). Wenn wir nun einen Vanillepudding im Supermarkt kaufen, dann finden wir meistens ein Vanille-Aroma vor, das nach Vanille schmeckt. Unserem Gaumen ist das sicher sehr angenehm, aber die Wirkung des Gewürzes der richtigen Vanille werden wir nicht erleben können, denn es ist eine andere Substanz.
Das am häufigsten vermarktete Aroma ist das Rindfleischaroma. Das macht schon sehr deutlich, dass Rindfleisch oft mittels dieses Aromas upgegradet / aufgewertet wird, um besser verkauft zu werden. Die Verkaufszahlen des Geschmacksverstärkers Glutamat (eines von vielen Geschmacksverstärkern) sprechen für sich.

Eine besondere Brisanz erhält dieses Thema beim Fleisch an sich. Natürlich ist es klar, dass nur durch Großställe das Fleisch so kostengünstig sein kann, wie es ist. Die Industrialisierung der Fleischproduktion (dieses unsägliche Wort vermittelt schon die Haltung weg von einer Aufzucht von Tieren zu einem Industrieprodukt) ist eine Entwürdigung von Tieren. In einer exakt ausgerichteten Balance von Futter inklusive Antibiotika und Hormonen, Ausscheidung, Luftzufuhr werden Tiere in einer großen Zahl in Mastställen herangezogen. (Als ich mal Hühner von solch einem Stall für unseren Garten gekauft habe, ist mir fast schlecht geworden, als ich die Tiere in Batterien eingepfercht gesehen habe). Ein hoher Stressfaktor macht die Gabe von weiteren Mitteln notwendig. Es ist wohl so, dass der Konsum von Fleisch von derart aufgezogenen Tieren zunächst keine negativen Wirkungen auf uns hat, sondern durchaus positive, denn sonst könnte diese Industrie nicht so bestehen. Auch hier ist die Suche nach einer fairen Beziehung zu Tieren gefragt. Ich denke, es ist besser weniger Fleisch zu verzehren, dafür aber teureres Fleisch aus Quellen, die gut mit dem Leben von Tieren umgehen, als täglich Fleisch zu essen aus Billigherstellung. Aus den einfachen Tauschaktionen auf Wochenmärkten in früheren Zeiten hat sich heutzutage eine riesige Industrie entwickelt. Neben der maschinellen Aufzucht/Ernte wird der Vertrieb, die Behandlung der Nährmittel und die Verarbeitung in industriellem Maßstab vollzogen. Hohe Ernteleistung bei kostengünstiger Weitergabe sind die Maxime. Der Logistikaufwand, der Energieeinsatz sind groß. Alle möglichen Formen von Mischprodukten, kreiert in Labors unter Zusatz von vielen Zusatzstoffen, die Haltbarkeit und die Geschmacklichkeit betreffend, werden portioniert in Kunststoffbehältnissen in den Supermärkten verkauft. In diesen Mischprodukten sind oftmals Zusatzstoffe, die nicht wirklich gesundheitsfördernd sind, aber aus logistischen Gründen beigemischt sind. Ein bekannter Zusatzstoff ist das Glutamat (auch bekannt unter den Namen Hefeextrakt). Er ist ein Geschmacksverstärker, hat daneben aber auch exzitatorischen / erregenden Charakter. Es ist ein wichtiger

Neurotransmitter. Assoziationen mit dem Restless-legs-Syndrom und Schlaflosigkeit sind bekannt).
Und viele andere Behandlungsmethoden inklusive der Nanopartikel zur Optimierung der Produkte haben meines Erachtens einen Beigeschmack, inwieweit sie wirklich gesundheitsfördernd oder schädlich sind. Dem entkommt man am ehesten, in dem man wirklich die originären Zutaten und Gewürze mit möglichst wenig Behandlung kauft. Besonders erwähnen möchte ich Salz und Zucker. In den allermeisten Fällen handelt es sich um raffinierte Produkte (NaCl, Saccharose), die einen geringeren Nährwert haben als zum Beispiel Steinsalz/Meersalz oder Rohrzucker.

Wenn ich empfehle, sich „ethisch gute" Lebensmittel zu kaufen, ist mir bewusst, dass viele gezwungen sind, Kompromisse zu machen. Jeder von uns verantwortet die Entscheidungen und die Akzente, die er machen will. Wir wissen, dass wir auf Kosten der Ressourcen dieser Erde leben und vielfach auf Kosten der Länder der sogenannten dritten Welt (Arbeitskräfte, Grundnahrungsmittel), die wesentlich geschäftsabhängig über Börsengeschäfte wenig Möglichkeiten haben, auf Augenhöhe ihre Produkte weltweit zu verkaufen.
Wir haben keine andere Wahl, als in dieser unserer Gesellschaft zu leben. Wenn ich o.g. Argumente ernst nehme, dann komme ich automatisch zu einem eher bescheidenen Leben und der Frage, ob ich jeden Trend mitmachen muss, wie lange ich die Produkte nutze. Einen Null-ökologischen-Fußabdruck schafft in dieser Gesellschaft niemand von uns. Aber Bescheidenheit und Einfachheit können glücklich machen und schön sein. Der Genuss von Kartoffeln aus der Region, einen Rotkohl lecker zu kochen braucht nicht viel Geld.

Schlusswort

Nachdem ich viel über verschiedenste Aspekte der Ernährung geschrieben habe, die letztlich darin mündeten, dass es eigentlich gar nicht so schwer ist, sich mit einfachen Mitteln sehr gehaltvoll zu ernähren, hoffe ich nun, dass der geneigte Leser mit diesen Hinweisen in z.T. neue Welten eintritt und neue, gute Erfahrungen machen kann. In der Entwicklung meiner Person habe ich festgestellt, und das ist ja das Erwachsen-werden, dass ich von zuhause als Kind bestimmte Verhaltensweisen / Rituale mitbekommen habe, die ich dann später auf den Prüfstand stellte und für mich geändert habe. Heute mit dem Einfluss vieler verschiedener Kulturen ist das auch nochmal anders, es fließen neue Ideen ein, wie man sich auch ernähren kann. Ich finde das ziemlich spannend, und bin damit auch noch nicht am Ende. Das Entscheidende dabei ist aber, dass der outcome passt. Ich will gesund und fit sein. In diesem Buch hat die emotionale Gesundheit sicherlich hintenan gestanden, aber ich denke, der Leser hat schon verstanden, was ich damit meine.

Wie ich nun in diesem Buch vorgestellt habe, orientiere ich mich an einem Rahmen von Regeln der chinesischen Medizin, die mir helfen, eine gute Mahlzeit zu zaubern. Diese Regeln sind aus meiner beschriebenen Sicht sehr wirksam. Damit habe ich dann außerdem viele Möglichkeiten, kreativ, intuitiv neue Kombinationen auszuprobieren, und mit der Zeit bekomme ich immer mehr ein Gefühl dafür, was in diesem Moment für mich gut ist (siehe oben: auf seinen Körper hören).

Und so wünsche ich Ihnen, dass Sie auf neuen Wegen zu einer guten Kraft kommen und dass damit auch mehr Lebendigkeit und Frische spürbar sind. Das sind doch gute Voraussetzungen dafür, dass das Leben einfach mehr Freude macht.

„Glücklich ist, wer wagt das, was er liebt, mit Mut zu beschützen."
(Ovid)

In diesem Sinne, guten Appetit!
Dr. Bernd Kaufmann

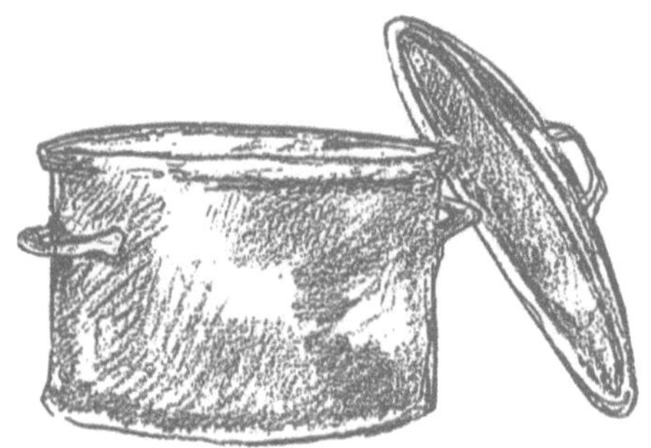

Anhang

Entzündlichkeit des Körpers, Handreichung zum Umgang mit der Corona Pandemie

Wir sind nicht hilflos im Umgang mit dem Corona Virus. Wenn wir ein bisschen besser verstehen, wie wir mit Entzündungen in unserem Körper umgehen können, dann können wir uns mehr danach ausrichten und kommen etwas besser durch die Zeit.

Unser Lebensstil, unsere moderne Ernährung haben Einfluss auf unser individuelles Entzündungsrisiko. Die „silent inflammation" (stille Entzündlichkeit) läuft in unserem Körper mehr ab als die Regeneration, da wir einen Lebensstil entwickelt haben, der sehr dynamisch / schnell ist. Vielen Erkrankungen wie zum Beispiel Diabetes, hoher Blutdruck, Alzheimer, Multiple Sklerose, Colitis ulcerosa, Arteriosklerose, Neurodermitis, liegen entzündliche Prozesse zugrunde. Gewisse Schadstoffe (auch Feinstaub), Viren, emotionaler Stress, Alkohol, befeuern diese Entzündungsprozesse. Proentzündliche Zytokine führen zu Autoimmunreaktionen zum Beispiel im Gehirn.

Der wichtigste Faktor für unsere heutige Lebensweise mit seinem Dauerstress ist eine, um es vereinfacht zu sagen, Erhöhung des Cortisolspiegels mit einer Bereitstellung von viel Energie in erhöhtem Blutzucker und erhöhten Triglyceriden. Cortisol hemmt ebenso die zelluläre Immunantwort, was den dauergestressten Menschen für Infekte anfälliger macht.

Aus Vorgenanntem wird klar, dass eine in dieser Situation eintreffende Entzündung durch Viren die Situation noch einmal erheblich verschlimmern kann, wenn der Körper sich schon in einem Entzündungsmodus befindet. In medizinischen Studien wurde festgestellt, dass Personen mit gut aufgestellten Immunmarkern an einer schweren Infektion nicht erkrankten, obwohl sie das krankmachende Virus in sich trugen. Das Ziel sollte nun sein, Substanzen zu sich zu nehmen, die entzündungshemmend sind und den Lebensstil so zu verändern, dass Cortisol nicht dauernd erhöht ist (heißt also Stress vermindern). Viele Lebensmittel können hier gute Hilfe leisten, und in einem weiteren Sinne sind dies Heilkräuter.

- Einige natürliche Entzündungshemmer:
- saisonales Bio Obst und Gemüse (Antioxidantien)
- Magnesium und Zink sind besonders enthalten in Hirse, Kürbiskern Sonnenblumenkernen, Mandeln, Meeresalgen, Brennnessel
- fermentierte Lebensmittel (Sauerkraut)
- Bio Braunalge, Brokkoli, Blumenkohl
- Kurkuma und Ingwer als starke entzündungshemmende Gewürze

Was Sie vermeiden sollten, oder zumindest auf ein Minimum reduzieren sollten:

- industriell stark verarbeitete Nahrungsmittel (viele enthalten reichlich Glutamat als auch sehr erregende Substanz)
- Süßigkeiten und alles, was raffinierten Zucker enthält
- Fertigdesserts, Fruchtjoghurt und ähnliche Milchprodukte
- Wurstwaren, Käse
- tierische Produkte auf ein Minimum reduzieren
- regelmäßiger Alkoholkonsum
- Energy Drinks

Phytotherapie

- Brennessel: reinigt, leitet kalten Schleim aus, kühlt Hitze, entgiftet, durchblutungsfördernd
- Holunderbeeren: antientzündlich, fiebersenkend, antioxidativ, schmerzlindernd, schweißtreibend, krebshemmend
- Süßholz: antientzündlich, Antioxidantien, Muskel entspannend, Stress mindernd, hustenlösend,Tumor hemmend,
- Wasserdost: antientzündlich, antiviral, Fieber senkend, immunstimulierend, kreislaufanregend, zytotoxisch
- Löwenzahn: Hitze kühlend, entgiftend, Besserung des Allgemeinbefindens, Einsatz bei Stress, Depression
- Sonnenhut: Stimulierung der Immunabwehr, antitoxisch, äußerlich analgetisch

Dies sind nur einige Beispiele, können aber schon genutzt werden, und sie helfen. Überhaupt gibt diese Darstellung nur einen kleinen Überblick. Die Hintergründe medizinisch in Studien darzustellen würde den Rahmen sprengen.

Besonders aus dem Bereich der chinesischen Medizin gibt es einige Kräuter (besonders Wurzeln) mit denen ich Ihnen helfen kann.

Danksagung

Mein Dank geht an Susanne Lorenz, Gerta Klassen, Tina Tegethoff für die kritische Durchsicht des Manuskriptes.

Besonderer Dank an Biggi Fohrer für die engagierte Gestaltung des Umschlags und Gestaltung der Grafiken und des Layouts, zusammen mit Christoph Konopka.

Bibliographie

1 Greten: Kursbuch Traditionelle chinesische Medizin

2 Schneider: Kraftsuppen nach der chinesischen Heilkunde

3 Engelhardt / Hempen: Chinesische Diätetik

4 Pollmer: Zusatzstoffe von A bis Z,
was Etiketten verschweigen

5 Weidinger: Die Heilung der Mitte

6 Temelie / Trebuth: Das Fünf-Elemente-Kochbuch

7 Hollstein: Übermäßiger Fruktosekonsum,
der evolutionäre Vorteil könnte sich umkehren

8 Wilhelm: I Ging

9 Wilhelm: Tao-te-king

10 Hawkins: Der große Entwurf

11 Philbert: Zur Freiheit berufen

12 Kaufmann: Weg zum Heil